ACADÉMIE DE MÉDECINE

DISCUSSION

SUR LE

PANSEMENT OUATÉ

DISCOURS

PRONONCÉ A L'ACADÉMIE DE MÉDECINE LE 7 SEPTEMBRE 1875

PAR

M. ALPHONSE GUÉRIN

Membre de l'Académie de médecine

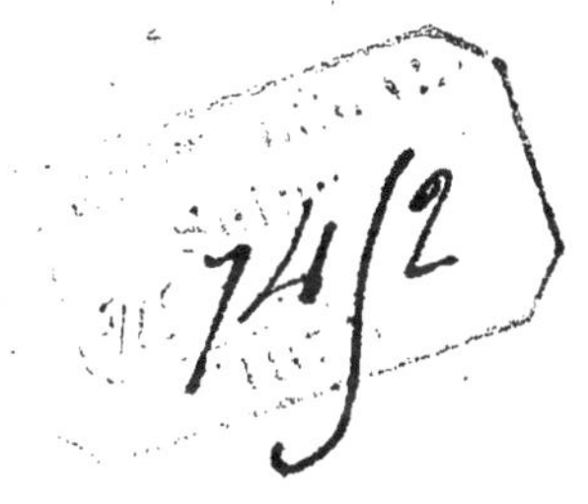

PARIS

G. MASSON, ÉDITEUR

LIBRAIRE DE L'ACADÉMIE DE MÉDECINE

PLACE DE L'ÉCOLE-DE-MÉDECINE

1875

DISCUSSION

SUR LE

PANSEMENT OUATÉ

Le jugement que notre éminent collègue, M. Gosselin, a prononcé sur ma méthode de pansement, a une telle valeur que je crains, en prenant la parole après lui, d'atténuer l'impression profonde qu'il a faite sur l'Académie. Nulle autre appréciation ne peut me toucher plus que celle du chirurgien dont la sage modération rappelle les qualités de celui de ses prédécesseurs à l'hôpital de la Charité que Dupuytren appelait le Nestor de la chirurgie française. Il est un point pourtant sur lequel je ne puis être complétement de son avis. Je continue à penser qu'en débarrassant l'air des corpuscules animés qu'il contient, je soustrais les blessés à cet empoisonnement que nous connaissons sous le nom d'infection purulente. Mais, sur ce point encore il n'y a, entre nous, qu'une divergence d'opinion peu accentuée. Je lis, en effet, dans le rapport de l'Académie des sciences : « Le pansement ouaté de M. Alphonse Guérin empêche, en effet, l'arrivée ou le contact des ferments atmosphériques sur la plaie, en même temps qu'il modère le travail inflammatoire, précurseur de la suppuration ; tantôt il ne s'oppose pas à l'entrée, soit immédiate, soit tardive de ces mêmes ferments ; mais, par cela même qu'il modère le travail inflammatoire, il fait naître des produits dont la fermentation n'est pas dangereuse pour l'économie... » (Rapport de M. Gosselin.)

Théoriquement la ouate filtre l'air et le débarrasse de toutes les poussières, de tous les corpuscules qui y sont suspendus. Les expériences de M. Pasteur l'ont prouvé irrévocablement, et Tyndall en a imaginé une qui n'a pas moins de valeur. Ceux qui, par hasard, ne la connaissent pas, peuvent en prendre connaissance dans la *Revue scientifique*. Schrœder et Dusch avaient établi, dès 1859, qu'une infusion bouillie, mise en contact avec de l'air filtré à travers du coton, ne se putréfie pas, ne fermente pas, et ne produit aucune forme vivante (Huxley, *Revue scientifique*, 1871). Pourquoi les liquides de l'économie animale ne seraient-ils pas soustraits de la même manière, par le même procédé, à la putréfaction ? Ils le sont incontestablement, et si parfois on a trouvé des vibrions dans le pus des plaies pansées à la ouate, c'est que, dans ces cas, le pansement était défectueux. Je puis dire que le plus ordinairement on ne trouve ni vibrions, ni autres corpuscules animés dans le pus des blessés que j'ai pansés moi-même.

Je dois avouer qu'une fois j'ai joué de malheur ; notre collègue, M. Gosselin, allait faire son rapport à l'Institut ; déjà M. Pasteur avait vainement cherché des vibrions dans le pus recueilli sous mon pansement. Je me croyais sûr que l'on n'en trouverait jamais. J'en parlai à M. Gosselin, et je le priai de venir à l'Hôtel-Dieu. Il y vint le lendemain avec M. Pasteur et M. Larrey, tous les deux membres de la commission. Par malheur il n'y avait, à ce moment, dans mes salles, qu'un seul malade qui eût été pansé par ma méthode. A l'Hôtel-Dieu, les grands traumatismes étant rares, à cause de l'éloignement des grandes usines, on n'a pas tous les jours un bras ou une jambe à couper.

Ce malade avait été pansé par mes élèves à son entrée, je n'avais pas vu sa plaie ; je savais seulement que sa main avait été prise dans un engrenage, et qu'un os avait été broyé. Je le fis descendre à l'amphithéâtre, où l'on enleva son pansement. J'espérais que rien n'avait été négligé, et que nous allions trouver le pus jaune, concret et sans odeur, qui existe ordinairement sous le pansement ouaté.

Mon désappointement fut extrême ; la graisse noire, dont sa main était salie au moment de l'accident, n'avait pas même été enlevée ; le pus avait une odeur repoussante, bien que la guérison fut assez avancée.

On examina le pus, et l'on trouva des vibrions. C'est le malade dont M. Gosselin parle dans son rapport.

C'est un blessé qui s'est trouvé dans des conditions exceptionnelles; avant de l'envelopper dans la ouate, il fallait le laver soigneusement. Cette précaution indispensable avait été négligée. S'il en avait été autrement, nous aurions, je n'en doute pas, obtenu le résultat ordinaire, c'est-à-dire du pus sans odeur et sans vibrions.

M. Gosselin s'est trompé quand il a cru que M. Pasteur n'a examiné le pus que chez un autre de mes malades. Notre éminent collègue avait eu la bonté de venir, à plusieurs reprises, dans mon service, et assisté de M. Gayon, son préparateur, il n'avait jamais trouvé de vibrions.

Il ne faut donc pas dire que si je ne trouve pas de corpuscules animés dans le pus de mes blessés, c'est que je me sers d'instruments insuffisants. M. Pasteur et M. Gayon sont experts quand il s'agit de vibrions et de ferments, et nulle autorité ne peut leur être opposée.

Si l'on prouvait, contrairement à ma conviction, que des vibrions peuvent se développer dans le pus sous le pansement ouaté, on n'aurait pas encore prouvé que je ne filtre pas l'air, car alors il faudrait reconnaître que je n'ai pas assez épuré la ouate, que la plaie n'a pas été suffisamment lavée avec des liquides antiseptiques, ou que l'air de la salle de pansement était contaminé ; car si la ouate est exactement appliquée, s'il n'existe pas de passage pour les corpuscules animés de l'atmosphère sur les confins du pansement, il faudrait soutenir que la ouate ne filtre pas l'air. Or cela n'est pas admissible, cette propriété ayant été démontrée par les travaux de M. Pasteur et de M. Tyndall.

Quand donc le pus contient des vibrions, je dis que le pansement était insuffisant.

Il ne suffit pas, en effet, qu'une méthode soit virtuellement bonne, il faut qu'elle soit bien appliquée. Il est d'ailleurs bien facile de savoir à quoi s'en tenir à ce sujet, il suffit de répéter une expérience que j'ai faite souvent, et toujours avec succès. On met du pus dans de la ouate, dont on fait une sorte de bouteille serrée à son col par une corde ou par une bande qui ne permet pas à l'air de passer sans être filtré par les fibrilles du coton ; eh bien ! jamais, jamais dans ce cas, on ne trouve le moindre corpuscule animé.

Quand on opère sur un blessé, l'expérience est entourée souvent de grandes difficultés ; pour que le pansement soit bien fait, il faut avoir des aides qui soient déjà exercés, et, quand ils le sont, il ne faut pas qu'ils craignent leur peine. Le membre amputé doit être maintenu dans une immobilité absolue, de manière qu'aucun mouvement de torsion ne lui soit communiqué par le chirurgien qui applique les bandes. Celui-ci commence par serrer modérément, car si, dès les premiers tours de bande, il employait toute sa force, la bande ferait corde et étranglerait le membre de manière à causer de la douleur. Ce n'est qu'après avoir tassé la ouate par des doloires nombreuses que l'on serre avec vigueur. A la fin du pansement, le chirurgien déploie toute la force de ses bras, en ayant grand soin de s'opposer, avec la main gauche, au mouvement d'attraction que la main droite tend à produire.

Le bandage doit comprendre souvent toute la longueur d'un membre. Quelquefois il doit prendre son point d'appui sur le tronc, qui alors est entouré d'ouate et de tours de bande ; ce n'est qu'à cette condition que l'on parvient à empêcher l'air de passer impur sur les confins du pansement. Ainsi, pour une amputation du pied, il ne suffit pas d'envelopper la jambe, il faut comprendre la cuisse tout entière dans l'appareil, qui, sans cette précaution, tendrait bien vite à descendre. Pour s'opposer efficacement à ce mouvement de descente du bandage, il faut une grande surveillance de la part du chirurgien, qui doit, tous les deux ou trois jours, rechercher si la ouate n'a pas perdu assez de son élasticité pour qu'elle cesse d'être appliquée exactement sur la peau. Ce n'est qu'en resserrant le bandage par de nouveaux tours de bande, dès que cela est jugé utile, que l'on parvient à obtenir le pus crémeux, concret et sans odeur de putréfaction, dans lequel les micrographes les plus habiles ne trouvent pas de vibrions.

Cette surveillance est nécessaire pendant les huit ou dix premiers jours. Au bout de ce temps, le pus fait, avec les fibrilles de la ouate, une espèce d'emplâtre feutré qui, se collant à la peau voisine de la plaie, s'oppose à ce que l'air passe entre le membre et le pansement. A cette époque, d'ailleurs, l'élasticité du coton est à peu près épuisée, et l'on n'a guère à craindre qu'il se fasse sous le bandage un espace assez considérable pour que l'air y passe avec les poussières qu'il tient en suspension.

Pour atteindre le but que je me propose, il est encore une précaution indispensable : il faut que la masse du coton employé soit assez considérable pour que le pus ne puisse pas, en la traversant, arriver à la surface extérieure du pansement. Quand il y arrive, il ne tarde pas à subir la fermentation putride d'où résulte l'odeur fétide dont se plaignent les chirurgiens qui ne remplissent pas cette indication importante. Il est même probable que, dans ce cas, l'air qui va de l'extérieur vers la plaie n'est plus filtré.

Il arrive aussi parfois que le membre amputé étant incliné du moignon vers la racine du membre, qui est alors la partie la plus basse, le pus fuse le long de la peau et arrive ainsi sur les confins de l'appareil. Cette traînée de pus permet à l'air de passer sans être filtré, et il y a ainsi deux raisons pour que le pansement ait mauvaise odeur.

Les linges extérieurs en contact avec une matière purulente exposée à l'air deviennent infects, et le pus intérieur, en se décomposant en même temps qu'il devient irritant pour les parties avec lesquelles il est en contact, ne tarde pas à répandre une odeur qui, pour un chirurgien exercé, suffit pour dénoter le vice de l'appareil. Dans ce cas, on peut annoncer que le pus, au lieu d'être crémeux et jaune, sera grisâtre, et que la peau sera le siége d'un érythème caractéristique que l'on ne voit jamais quand le pansement a été exactement appliqué.

Je ne veux pas revenir sur l'opinion de M. J. Guérin, qui prétend que mon pansement n'est qu'une émanation de la méthode dite par occlusion. Après l'aveu qu'il nous a fait au sujet de ses trois amputés qui sont morts à l'ambulance du Grand-Hôtel, je pourrais lui dire que le procédé qui guérit vaut mieux que la méthode qui laisse mourir; mais dans ces sortes de discussions on tombe dans des personnalités, que l'on doit s'efforcer d'écarter dans une Académie. Je ne retiendrai, pour le besoin de ma cause, que l'explication de notre collègue : « Ses malades ont succombé, nous a-t-il dit, parce que le milieu était infecté ! » Eh bien ! c'est dans un milieu semblable que j'ai guéri, dans le même moment, dix-neuf amputés, que la plupart des chirurgiens de Paris ont vus à l'hôpital Saint-Louis. L'air était empesté; tous les amputés étaient morts pendant le siége; toutes les plaies avaient un mauvais aspect, lorsque l'insurrection de la Commune éclata au mois de mars 1871. Je fis alors le pansement, dont j'avais eu l'idée à la fin de l'année 1870, et que j'avais déjà employé deux fois à l'hôpital militaire de Saint-Martin. A dater de ce moment, malgré le milieu qui était détestable, les amputés guérirent, comme si je les avais soignés à la campagne. Quelques-uns succombèrent pourtant; mais si l'on tient compte de l'inexpérience du début, on est émerveillé du résultat. Sur trente-quatre grandes amputations, il y eut dix-neuf guérisons, et dix-neuf guérisons obtenues, je le répète, dans un air empesté par l'infection purulente. Ce n'est pas seulement à l'inexpérience de l'inventeur et de ses aides qu'il faut attribuer la mort des autres blessés: dix des blessés qui moururent étaient dans les salles de médecine, encombrées comme les salles de chirurgie. Je pansais tous les malades; mais la surveillance était nécessairement moins active dans les services de mes collègues qui, au commencement, étaient un peu étonnés de l'importance que j'attachais à l'application minutieuse du pansement. Pour ne donner qu'un exemple de l'insuffisance de la surveillance, je citerai le malade qui fait le sujet de l'observation XXXII du travail de M. Hervey. Cet homme avait subi l'amputation de la cuisse le 29 mai; le 1er juin, M. Hardy et son interne constataient que le pansement n'ayant pas été suffisamment fixé, le moignon avait passé la nuit exposé à l'air. Ce malade mourut. D'autres, ne se décidant pas de suite à l'opération, restaient un temps plus ou moins long dans les conditions favorables à l'empoisonnement miasmatique. Parmi les morts, je citerai encore un blessé qui, ayant été amputé par les internes (amputation de la cuisse), succomba à l'ébranlement nerveux, deux heures après l'opération. Pour ces cas-là, il n'y a pas de méthode qui puisse guérir. Il en est de même d'un petit enfant âgé de cinq mois, dont la mère avait été tuée. On fit l'amputation de la cuisse, qui fut bien supportée pendant les premiers jours: mais cet enfant, qui n'avait pas de nourrice, étant privé de lait, succomba d'inanition.

Parlerai-je encore de cet amputé de cuisse qui, déjà presque guéri au bout de quinze jours, mangeant et dormant comme s'il n'avait subi aucune opération, me pria de le panser. Je le pansai dans la salle; nous trouvâmes l'os recouvert de bourgeons charnus rouges, du pus crémeux et en petite quantité. Nous aurions pu le croire guéri, si l'air de la salle n'avait pas été empoisonné. Quelques jours après, il mourait d'infection purulente. A dater de ce moment, je compris que, pour sauver les amputés, il ne fallait pas les panser au milieu des autres blessés, car l'exposition à l'air chargé de miasmes, ne durât-elle que quelques minutes, peut suffire pour que l'empoisonnement ait lieu; cela suffit surtout lorsque, comme à cette époque, les émanations putrides proviennent de toutes parts.

Le milieu dans lequel j'opérais alors était si vicié, que les blessés, qui n'avaient eu que des plaies des parties molles, succombaient souvent à l'infection purulente. Je ne pansais avec la ouate que les amputés et les malades qui avaient des blessures graves par elles-mêmes; ceux qui n'avaient qu'un séton, fait par une balle qui n'avait pas brisé les os, étaient pansés avec l'acide phénique. Eh bien, nous avons vu souvent les malheureux succomber à l'infection purulente, à côté des amputés pansés à la ouate qui guérissaient. Ce sont des faits qui ont pour moi, qui en ai été témoin, la valeur d'une expérience de laboratoire.

Je suis tellement convaincu de l'efficacité du filtrage de l'air et du danger qu'il y a pour les malades qui n'ont que des blessures en apparence légère à ce que leurs plaies soient exposées à l'air empoisonné, que je n'hésiterais pas à traiter tous les blessés de la même manière, eussé-je encore deux cent quarante malades à soigner tous les jours.

Depuis cette époque, j'ai été nommé chirurgien de l'Hôtel-Dieu où les grands accidents sont rares. J'y fais trois ou quatre grandes amputations par an, c'est insuffisant pour faire une statistique imposante; mais telle qu'elle est, elle a encore une certaine valeur. L'année dernière, je pratiquai deux amputations de jambe, une amputation du pied par la méthode de Chopart, et une résection du coude; il y eut en outre deux résections du premier métatarsien et une amputation du cinquième métacarpien. Tous les malades guérirent.

Cette année, je n'ai pas été moins heureux. J'ai pratiqué une amputation de la jambe au lieu d'élection chez un malade dont les os avaient été broyés jusqu'au voisinage du point où je fis la section; chez un autre malade, j'ai pratiqué l'amputation de la jambe à la base des malléoles, et enfin j'ai amputé l'avant-bras d'une femme par la méthode à deux lambeaux. Tous mes malades se sont guéris.

Je pourrais m'arrêter à ce point de la discussion; mais on a dit que des fusées purulentes se produisent sous le pansement tel que je l'ai conçu. Des précautions oratoires amoindrissant cette assertion, étaient vraiment nécessaires, car un des grands avantages de ce pansement, c'est de prévoir cet accident si redoutable.

J'ai vu des gaînes tendineuses, de toutes les régions, ouvertes largement, se guérir comme des plaies simples. Dans quelques cas où les tendons étaient dénudés dans une grande étendue, et flottants à ce point que l'on était tenté de les reséquer, j'ai obtenu la guérison avec conservation des mouvements. Je me suis alors demandé pourquoi les tendons qui avaient été au contact de l'air, pouvaient continuer à vivre sans que la suppuration en amenât l'élimination. Je suis tenté de répondre que l'air n'étant pas nuisible par lui-même, mais par les corpuscules animés qu'il renferme, n'a pas eu, dans ces cas, le temps de déposer sur les tendons dénudés les germes de la putréfaction.

Quelle que soit l'explication, le pansement ouaté s'oppose aux fusées purulentes dans les gaînes ouvertes, et il s'y oppose évidemment par la compression exacte due à l'élasticité du coton et à la contention exacte et constante des pièces du pansement.

Ce ne sont pas seulement les membranes synoviales des tendons qui peuvent impunément être ouvertes, quand le pansement ouaté doit être appliqué. Autrefois, quand une grande articulation, comme celles du genou et du coude, était ouverte, la mort était le plus souvent la conséquence de cet accident, lorsque l'on ne procédait pas immédiatement à l'amputation. Les malades succombaient alors à l'infection putride. Eh bien! une pareille plaie n'a rien maintenant qui m'inquiète, j'ai donné des soins à un homme qui s'était ouvert le coude avec une étrèpe (l'étrèpe est un instrument avec lequel on coupe les racines). L'olécrâne avait été coupé longitudinalement, et l'instrument avait ouvert l'articulation dans toute sa longueur. J'appliquai mon pansement et le malade guérit. Je pourrais citer d'autres faits semblables; il y en a de plus curieux. J'ai en ce moment, dans la salle Saint-Antoine, à l'Hôtel-Dieu, un jeune homme qui s'est fracturé l'olécrâne du bras droit ; à son entrée à l'hôpital, il y avait un gonflement considérable et du sang en grande quantité dans l'articulation ; on mit le bras de ce malade dans une gouttière pour l'immobiliser, et l'on appliqua sur le coude une vessie pleine de glace. Au bout de quelques jours, la tuméfaction avait augmenté, la fièvre se manifestait par 120 pulsations et par une température de 39 degrés 9/10e. Un abcès se forma et s'ouvrit. L'ouverture étant étroite, je redoutais un peu les conséquences de la compression. Je n'osai pas tout d'abord appliquer mon pansement, mais la situation du malade s'aggravant chaque jour, je me décidai à ouvrir plus largement et à faire le pansement ouaté. Dès le lendemain, le pouls était descendu à 88 pulsations et la température avait baissé.

Aujourd'hui on peut affirmer que ce malade va guérir. Je l'ai pansé il y a quatre ou cinq jours, la suppuration est presque tarie ; les plaies sont presque fermées, et je n'ai pas craint de fléchir un peu plus le membre qui s'ankylosera au niveau du coude. Ce jeune homme mange, dort et plaisante toute la journée.

C'est un fait d'autant plus remarquable qu'au moment où je mis le coude sous le pansement ouaté, on pouvait craindre que le malade ne fut déjà sous l'influence de l'empoisonnement miasmatique. Il est bien évident que dans ce cas ce n'est pas seulement le filtrage de l'air qui guérit. Il y a, dans ma méthode de pansement, d'autres conditions que j'ai signalées dès le début de la mise en pratique du pansement ouaté, et que M. Gosselin a reproduites avec l'autorité qui s'attache à son nom. Je regrette qu'il y ait entre nous une petite divergence d'opinion. Notre président attache aux conditions de la plaie une importance un peu plus grande que celles que je leur accorde. Sans doute, pour M. Gosselin, la composition de l'air ambiant n'est pas indifférente. Personne n'a plus que lui insisté sur l'utilité de la ventilation des salles ; mais il tient encore plus à l'espèce de lésion qu'il doit traiter. Si un os fracturé est mis à nu ; s'il est scié dans une amputation, notre collègue trouve dans l'inflammation des veines de l'os et dans la myélite l'explication de la production de l'infection purulente.

Si je parvenais à lui démontrer que l'ostéomyélite n'est pas aussi à redouter qu'il le pense, à la suite des amputations et des fractures avec plaie des parties molles, nous n'aurions plus de peine à nous entendre complétement sur l'influence du filtrage de l'air.

C'est, à vrai dire, le seul point sur lequel M. Gosselin et moi nous ne nous entendons pas parfaitement. Eh bien, je crois qu'il attache trop d'importance à la phlébite des os et à l'ostéomyélite. Pour expliquer la production de l'infection purulente, il ne suffit pas, en effet, de trouver du pus dans les veines d'un os amputé, pour être en droit de dire que l'ostéomyélite a été la cause de la mort; moi, je soutiens qu'elle n'a été qu'une des nombreuses manifestations de l'empoisonnement miasmatique.

Quand Dance et après lui tous ceux qui adoptèrent la théorie de la phlébite pour expliquer la production des abcès métastatique montrèrent du pus dans les veines d'un moignon, ils croyaient avoir trouvé un argument décisif. Les veines suppurant, le pus qui se produisait dans leur intérieur devait nécessairement, pensaient-ils, entrer dans la circulation et produire des abcès dans les poumons, le foie, les articulations, etc.

Mais bientôt on s'aperçut que, dans quelques cas, les veines qui avaient suppuré dans le moignon étaient oblitérées en un point, de telle sorte qu'un caillot s'opposait à ce que le pus se mêlât au sang, ce qui ne permettait plus de donner à la phlébite locale l'importance qu'on lui avait attribuée.

Qu'y a-t-il d'étonnant à ce que les veines par lesquelles le poison miasmatique doit entrer dans l'économie subissent l'influence de cet agent? S'il y a dans l'atmosphère un agent capable de produire la pyohémie, est-il possible d'admettre qu'il soit sans action sur les premiers tissus avec lesquels il est en rapport? Cela n'est pas admissible, et il est bien plus satisfaisant d'admettre que le poison, pénétrant rapidement dans l'organisme, a la même influence sur tous les tissus avec lesquels il est en contact.

Ce que Dance disait de la phlébite du moignon, M. Gosselin le dit de la phlébite des os. Je ne nie pas qu'une plaie faite à un os soit une porte d'entrée pour le poison qui produit l'infection purulente, mais je donne une autre explication que mon collègue. Je pense que les miasmes pestilentiels qui existent dans les salles de chirurgie agissent avec d'autant plus de facilité, qu'ils trouvent un plus grand nombre de vaisseaux ouverts. Or, quand un os est fracturé ou scié, ses veines restent béantes bien plus longtemps que celles des parties molles. Leurs parois étant adhérentes aux lamelles aréolaires laissent les vaisseaux ouverts et s'opposent à leur rétraction, tandis que dans les chairs les veines ne tardent pas à se fermer. Voilà pourquoi le poison de l'infection purulente exerce plus fréquemment son action lorsque les os qui ont subi une solution de continuité restent exposés à l'air chargé de principes malfaisants. Si dans ce cas l'on trouve du pus dans le canal médullaire des os, c'est qu'il existe dans la membrane médullaire un nombre considérable de vaisseaux absorbants qui s'enflamment et suppurent sous l'influence des corpuscules contenus dans l'air des salles de chirurgie.

Ce qui est une ostéomyélite simple pour M. Gosselin est pour moi une ostéomyélite septique.

Déjà en 1870 nous étions en désaccord à ce sujet, et l'explication que mon collègue donnait de la production de l'infection purulente l'empêchait d'adopter ma théorie de l'infection miasmatique. Mais depuis cette époque ma méthode de pansement me paraît avoir confirmé toutes les idées que j'avais émises dans la discussion. Si en effet l'ostéomyélite était une cause fréquente des abcès métastatiques, si elle était indépendante du milieu dans lequel le malade vit, on la verrait se produire sous le pansement ouaté quand l'os a subi une violence suffisante. Eh bien, depuis que j'ai imaginé de filtrer l'air avec du coton, on n'observe plus cette ostéomyélite ni les abcès métastatiques que M. Gosselin croit être la conséquence ordinaire de l'inflammation des veines.

Si l on n'admet pas avec moi l'efficacité préventive du filtrage de l air, il devient, ce me semble, bien difficile d'expliquer comment les causes adjuvantes préviennent l'ostéomyélite. S'il est une partie de l'organisme sur laquelle la compression est impuissante, c'est assurément le canal médullaire. Ici la charpente de l'os qui protége les vaisseaux osseux s'oppose aussi à ce qu'ils soient comprimés, quelle que soit la force dépensée. Quand il y a des fragments d'os dans une plaie, on comprend l'importance de l'immobilité, mais quand l'os a été scié méthodiquement, la mobilité du moignon ne peut plus suffire à donner l'explication de l'infection purulente, tandis que si l'on admet mon opinion sur l'infection miasmatique, rien ne sera plus facile que de comprendre que plus la porte d'entrée sera large, plus longtemps elle restera ouverte, plus l'absorption du poison sera facile.

Puisque j'ai parlé du mécanisme du pansement ouaté, je tiens à dire que la divergence d'opinion qui existe entre M. Gosselin et moi est bien moins grande qu'on ne l'a supposé.

Dans la seconde note que je présentai à l'Institut en 1870, je rappelai en effet que, si l'idée de filtrer l'air m'avait amené à faire le pansement que vous connaissez, je reconnaissais pourtant l'efficacité de la *compression élastique*, de l'*immobilité*, d'une *température constante* et enfin de la *rareté des pansements*. Pour qu'il n'y ait pas de doute à ce sujet, je vous demande la permission de lire le passage de ma note où je mentionne ces causes de la guérison.

« Dès mes premiers pansements j'arrivai à une combinaison de moyens qui *tous ont, je crois, leur efficacité :* pour empêcher l'air de passer impur entre le pansement et la peau, j'enveloppe le membre d'une couche épaisse d'ouate qui me permet d'exercer une *compression élastique ;* par cette compression, en même temps que je maintiens la ouate en contact avec la plaie, je m'oppose à l'afflux du sang dans la partie malade. Je m'oppose en outre à toute sorte de mouvements des bords de la plaie ; j'y établis une *immobilité absolue.* Au *filtrage de l'air,* à la *compression* et à l'*immobilité,* il faut encore ajouter une *température constante* de l'atmosphère de la plaie, puisque la ouate jouit, à l'égal de la laine, de la propriété de s'opposer aux variations de température des corps que ces substances enveloppent.

» Enfin, quand la plaie d'une amputation a été pansée, on n'y touche plus pendant vingt-cinq à trente jours. Or, la *rareté des pansements* est une condition favorable à la guérison des plaies. »

M. Hervey, qui faisait dès 1871 sous mon inspiration un travail dans lequel il décrivait mon pansement, n'avait point omis de mentionner son mode d'action.

« Le pansement à la ouate, dit-il page 25, utilise en les continuant plusieurs méthodes de traitement des plaies, *rareté du pansement*, maintien de la plaie à une *température constante* (incubation) auxquels la *compression élastique* vient apporter l'efficacité de son précieux concours. Il apporte un élément nouveau, la filtration de l'air qui en est la base, à laquelle appartient le premier rôle. Il bénéficie de tous les *avantages particuliers à chacune de ces méthodes.* »

C'est justement cet ensemble de moyens qui constitue ma méthode, et c'est là ce qui gênera ceux qui seraient bien aises de prouver que je n'ai fait que suivre leurs errements. J'ai sans doute profité de ce qui avait été fait avant moi, mais j'ai fait autre chose.

Il me semble que sauf le filtrage de l'air auquel je fais jouer un rôle plus important que ne le veut M. Gosselin, mon collègue et moi, nous sommes parfaitement d'accord sur le mécanisme de la guérison par ma méthode de pansement et nous nous sommes exprimés presque dans les mêmes termes.

Peut-être avons-nous tort, l'un et l'autre, de ne pas tenir compte du degré de consistance du pus qui se trouve en contact avec la plaie; pour moi, je suis porté à adopter l'opinion que M. Pasteur exprima au mois de mai 1874 devant l'Académie des sciences. Je croirais volontiers avec lui que les vibrions sont mal à l'aise dans du pus dont la partie la plus liquide s'est infiltrée à travers les fibrilles de la ouate. Peut-être même est-ce un peu pour cela que les blessés guérissent encore quand, l'air ayant passé sans être filtré, on trouve des vibrions dans le pus. Si cette vue de l'esprit (car ce n'est pas une opinion démontrée) était fondée, je m'expliquerais pourquoi les anciens guérissaient avec les onguents qui, comme le styrax, devaient être une sorte de glu pour les corpuscules animés auxquels j'attribue un rôle si malfaisant. Pour obtenir ce résultat, il fallait sans doute que cette matière poisseuse restât exactement appliquée contre la plaie et, pour une plaie d'amputation ce n'était pas toujours facile.

On connait mal les vibrions; leur physiologie est presque tout entière à faire. Notre éminent collègue, M. Pasteur, nous a sans doute appris qu'il y en a qui ont besoin d'air et d'autres qui s'en passent volontiers ; mais qui nous dira toutes les conditions de leur existence ? Quoi qu'il en soit, nous ne devons pas négliger de mentionner comme une condition favorable à la guérison la consistance épaisse du pus que l'on trouve sur les plaies qui ont été soignées par ma méthode.

Je ne reviendrai pas sur la théorie de l'occlusion. J'ai déjà reconnu les avantages virtuels de cette méthode, et je serais très-heureux d'avoir trouvé le moyen de la rendre pratique.

Mais ce n'est pas ce que j'ai imaginé.

Il est un fait qui a frappé tous les savants qui ont examiné la matière purulente que l'on trouve sous mes pansements. A vrai dire, ce n'est plus du pus, c'est une émulsion graisseuse. Les globules se sont oxydés; ils se sont décomposés; ils ont disparu souvent complétement dans une substance composée de graisse, de cristaux parfaitement formés et de quelques débris mal définis. Notez en outre que le pus, au lieu d'être neutre (qualité qui lui est ordinaire, quand il n'est pas alcalin) est devenu acide.

Si le pus devient acide, où prend-il l'oxygène qui lui est indispensable pour cela, s'il ne l'emprunte pas à l'air ambiant?

Ce n'est pas dans le vide, à l'abri du contact de l'air, que l'on observerait de pareilles transformations.

Si j'avais trouvé le moyen de faire le vide avec des substances qui toutes sont perméables par l'air et par l'eau, ce serait assurément merveilleux; mais alors il me semble que, pour enlever le pansement, je serais forcé d'avoir recours au même artifice que lorsqu'il s'agit de détacher une ventouse, et alors l'air devrait entrer bruyamment dans la plaie. On n'observe rien de semblable.

Est-ce qu'alors aussi il n'y aurait pas les hémorrhagies que l'on observe chez les animaux que l'on place sous la cloche de la machine pneumatique? Est-ce que les chairs conserveraient la consistance ferme que l'on observe sous mon pansement? Il me semble que tous les liquides devraient être poussés de la profondeur vers la surface. Mais peut-être suis-je aussi, moi, un peu oublieux des notions physiques, car cet argument me semble être la condamnation de la méthode de l'occlusion avec aspiration.

Avant de finir, je tiens à dire que depuis quelque temps j'ai modifié une des conditions de mon pansement.

N'ayant tout d'abord recherché que la réunion par seconde intention, et ayant obtenu les résultats les plus satisfaisants, sachant que, de cette manière, l'os du membre amputé était complétement recouvert de bourgeons charnus au bout de quinze jours, je crus qu'il était de mon devoir de ne pas chercher à faire mieux. Je fus encore confirmé dans cette pensée par une tentative de réunion immédiate faite par un de mes collègues. Dans ce cas, la mortification d'une partie des lambeaux s'étant produite, on était en droit d'en accuser le procédé. Cependant il vint un moment où, ayant bien mesuré les forces qui peuvent être employées sans qu'il y ait danger pour le malade, ayant appris qu'il ne peut y avoir constriction et mortification qu'à la condition que la quantité de coton employée sera insuffisante, je me décidai à tenter la réunion immédiate.

Tant que je n'ai eu recours qu'à la réunion par seconde intention, on pouvait sans doute me reprocher de guérir un peu lentement. Il fallait bien que les bourgeons charnus vinssent combler l'espace que l'on maintenait par l'interposition de la ouate, et ce travail ne se fait que graduellement.

Aujourd'hui, je suis en droit d'affirmer que la réunion par première intention est la règle après les grandes amputations. J'ai encore dans mon service une malade à qui j'ai fait l'amputation de l'avant-bras. Elle y attend depuis près de deux mois le membre artificiel dont elle a besoin pour travailler. Cette femme fut amputée le 30 juin; après avoir lavé la plaie avec de l'eau-de-vie camphrée, je réunis les extrémités des lambeaux par des points de suture séparés. Puis les deux lambeaux étant exactement maintenus, appliqués l'un contre l'autre, on procéda à l'application ordinaire du pansement. Quand on veut obtenir une réunion immédiate, il faut être bien sûr de l'aide qui maintient les lambeaux. Pour que la compression ne porte pas plus qu'ailleurs au niveau de la section de l'os, j'applique d'abord deux morceaux d'ouate sur les lambeaux, puis ces plaques de coton étant maintenues avec adresse, on enveloppe le membre tout entier comme cela a été indiqué dans les publications de mes élèves.

La fièvre traumatique fut presque nulle. La température s'éleva à 38°,4 le troisième jour; le pouls monta à 92 le quatrième jour. Le cinquième jour la température était à 37°,5, le pouls à 76, et le lendemain la température et la circulation étaient normales.

La malade ayant toujours mangé et dormi comme en bonne santé, nous arrivâmes au quinzième jour. Ce jour-là, je la dépansai, comptant sur une réunion par première intention. Mon attente ne fut pas trompée : les deux lambeaux étaient adhérents l'un à l'autre dans toute leur étendue, et c'était en vain que l'on cherchait à les faire glisser en sens contraire. La consistance indiquait d'ailleurs suffisamment que leur union était intime dans toute leur étendue.

J'ai pratiqué l'amputation de la jambe à la base des malléoles, le 26 juillet de cette année, chez un jeune homme affecté de carie de tous les os du pied. Bien que j'aie appris depuis longtemps que l'ostéite remonte toujours bien au delà du point où elle se manifeste objectivement, j'amputai la jambe à sa partie inférieure, pour pouvoir dissimuler la mutilation plus facilement.

L'os était rouge dans toute sa largeur, au niveau du point où je l'avais coupé. Si je n'avais pas compté sur mon pansement pour mettre un terme à cette congestion, j'aurais eu des doutes très-sérieux sur l'issue de mon opération.

J'avais taillé un lambeau plantaire interne ; j'en réunis les bords avec ceux de l'autre section, et j'appliquai mon pansement. Comme je comptais moins dans ce cas sur la réunion immédiate, j'attendis dix-huit jours avant d'enlever le premier appareil ; quand je l'enlevai, la réunion était complète. Je ne parle pas de l'agglutination des bords de la plaie, on l'a obtenue souvent. La réunion était achevée dans tous les points du lambeau, et le coton était à peine taché par du pus desséché, dont il eût été impossible d'apprécier la quantité. Chez ce malade comme chez la femme dont je viens de parler, les fils à ligature ayant été emprisonnés dans la cicatrice sont restés très-longtemps en place ; mais ils passent par des pertuis, dont la suppuration ne se traduit que par de petites croûtes au niveau du trou de sortie.

Cette dernière guérison est d'autant plus remarquable que

le malade est un scrofuleux qui, depuis la guérison de sa jambe, a eu un abcès froid symptomatique d'une lésion des côtes. Heureusement l'abcès ayant été ouvert et drainé, et un pansement ouaté ayant été appliqué autour du corps, le pus s'est tari, et l'on peut compter sur une guérison prochaine.

L'année dernière, j'avais déjà obtenu une réunion par première intention dans un cas d'amputation de Chopart. J'ai fait voir ce malade à la Société de chirurgie. Le résultat est fort beau ; le malade marche sur son talon, comme s'il n'avait rien perdu. J'ai fait mouler son moignon, et je me suis assuré que, depuis un an, la cicatrice est restée au point où elle était à la levée du premier appareil. C'est, je crois, à l'absence d'inflammation après l'opération qu'il faut attribuer ce résultat ; la rétraction des tendons déforme le moignon dans les cas ordinaires, parce que (Gerdy l'a démontré il y a longtemps) les tissus blancs se rétractent sous l'influence de l'inflammation. Chez mon malade, comme la réunion s'est faite par première intention, le calcanéum et l'astragale ont aussi gardé leur mobilité normale, si bien que l'on serait tenté de croire que cet homme est né avec un pied sans orteils et sans métatarsiens.

Je demande pardon à l'Académie de la longueur de cette communication ; je ne veux pourtant pas finir sans appeler l'attention de la Compagnie sur un travail très-remarquable dû à M. le docteur Martin, ancien interne des hôpitaux. M. Martin, qui a fait dans le laboratoire de M. Claude Bernard des expériences répétées sur les greffes animales, a démontré que l'on a besoin d'une température élevée pour que la reprise d'une greffe s'opère. Il détachait un morceau de peau d'un animal ; il le portait pendant plusieurs heures dans sa poche, et, après avoir enlevé avec soin le tissu cellulo-graisseux dont il était doublé, il l'appliquait sur une autre surface cruentée.

L'opération échouait par un pansement ordinaire ; elle réussissait, au contraire, quand il avait recours au pansement ouaté. M. Martin a soutenu que, dans ce cas, c'est la température qui joue le plus grand rôle, et il a cru trouver la confirmation de cette opinion dans un relevé fait avec soin de toutes les observations dans lesquelles un nez, ou un doigt ayant été détaché du corps, puis lavé et remis en place, a continué à vivre. De ce travail, il paraît résulter ce fait curieux que les greffes ont toutes été observées dans des pays chauds ou dans les mois chauds ou tempérés.

Vous voyez, messieurs, qu'il ne faut pas faire fi de l'*incubation*. Si Jules Guyot, qui la pratiquait à l'aide d'une boîte dans laquelle il enfermait le moignon des amputés, vivait encore, lui aussi pourrait revendiquer une part de mon pansement, et il aurait raison, car je me suis servi de matériaux divers pour constituer la méthode dans laquelle chacun ne veut voir que ce qu'il croit lui appartenir.

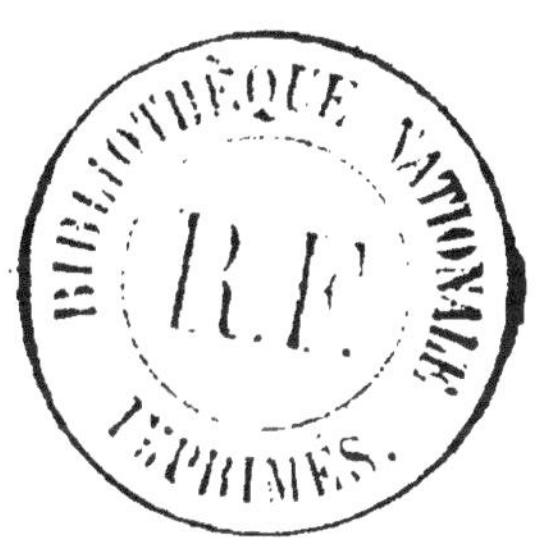

PARIS. — IMPRIMERIE DE E. MARTINET, RUE MIGNON, 2.

www.ingramcontent.com/pod-product-compliance
Ingram Content Group UK Ltd.
Pitfield, Milton Keynes, MK11 3LW, UK
UKHW020456220726
13923UKWH00006B/2588